La Dieta Antiinflamatoria

La Dieta Antiinflamatoria

Protéjase usted y su familia de enfermedades cardíacas, artritis, diabetes y alergias con recetas fáciles para sanar el sistema inmunológico

JENNIFER SATHER

© 2020 EDITORIAL IMAGEN - EDITORIALIMAGEN.COM
CÓRDOBA, ARGENTINA

Contenido

Introducción

Una dieta antiinflamatoria es muy recomendable para aquellos que tienen problemas de salud, ya que muchos alimentos hoy en día pueden causar inflamación que solo empeora nuestra condición.

El cuerpo humano usa la inflamación para ayudar a combatir enfermedades y también para proteger ciertas áreas de daños aún mayores. En la mayoría de los casos, la inflamación es una parte necesaria del proceso de curación.

Sin embargo, algunas condiciones médicas causan respuestas inflamatorias defectuosas. Estas se llaman enfermedades inflamatorias crónicas.

Una de las mejores medidas que una persona puede tomar para prevenir o reducir la inflamación es probar una dieta antiinflamatoria. Una dieta antiinflamatoria implica comer ciertos alimentos y evitar otros para minimizar los síntomas de las enfermedades inflamatorias crónicas.

La inflamación crónica es en realidad la causa de una serie de enfermedades, como el cáncer, el Alzheimer y otros trastornos cardíacos.

Pero es muy importante evitar los alimentos que causan inflamación, y los muchos alimentos antiinflamatorios naturales que puede encontrar en este libro le ayudarán a comer sano y evitar la inflamación. ¡Descubrirá que puede proteger su cuerpo fácilmente si tan solo come los alimentos correctos!

Problemas de Inflamación

Uno puede notar y sentir la inflamación cuando está en el exterior del cuerpo, como cuando uno se lastima o tensa los músculos. Verá la inflamación y le causará dolor, y por lo general tomará medidas para lidiar con esa inflamación, como aplicar hielo o usar calor para tratar el problema.

Pero cuando la inflamación está en el interior, le tomará mucho más notar los problemas. Por lo general, no sentirá la inflamación a menos que sea muy grave, y para entonces eso generalmente significa que realmente algo está muy mal. No tendrá idea si no hay inflamación grave, al menos hasta que su problema se haya descontrolado. Ya sea que se trate de inflamación causada por artritis, cáncer o trastornos cardíacos, debe evitar esa inflamación tanto como sea posible.

¿Por qué seguir una dieta antiinflamatoria?

La verdad es que la inflamación es una respuesta natural dentro del cuerpo. Es un medio de auto reparación y protección. Sin embargo, hay momentos en que este proceso se sale de control y la inflamación causa problemas de salud.

Uno de los mayores problemas de salud por la inflamación es la artritis. Muchas personas sufren con esta condición, lo que causa la necesidad de una dieta antiinflamatoria. Sin embargo, la artritis es solo una de las muchas afecciones de salud directamente afectadas por la inflamación dentro de los tejidos y las articulaciones.

La nutrición es una de las mejores formas de tratar cualquier problema de salud y siempre debe ser la primera opción de tratamiento o inmunidad. Los alimentos que comemos afectan directamente a todos los sistemas del cuerpo, incluido nuestro mecanismo de defensa e inmunidad.

"Reduzca la inflamación para tratar eficazmente la raíz de muchos problemas.

Si su intestino no funciona correctamente, esto puede causar muchas otras complicaciones". Jay Woodman

Si comemos los alimentos correctos es como recibir buenas dosis de nutrientes que son como medicina natural para el cuerpo. Y de la misma manera, si comemos los alimentos equivocados, es como recibir veneno que a la larga nos hará mucho daño. Si lo piensa bien, algunos alimentos son venenosos. Es posible que no causen daño de inmediato, pero a medida que los consume diariamente, el cuerpo reaccionará negativamente.

Para evitar la inflamación debe ingerir alimentos que ayuden a promover un sistema inmunitario fuerte. Si el sistema inmune es fuerte, puede defenderse de enfermedades, gérmenes y radicales libres.

Los mejores alimentos son los que se consumen naturalmente, sin necesidad de productos químicos artificiales o ingredientes compuestos o procesados hasta el punto de perder sus valores nutricionales.

Las recetas en este libro de cocina contienen ingredientes cien por ciento naturales. La dieta antiinflamatoria se parece mucho a la dieta que consume la gente de la región mediterránea, así que encontrará platos de inspiración mediterránea que están llenos de los mismos alimentos que ayudan a tratar y aliviar la inflamación.

Como siempre, busque el consejo de su médico de cabecera antes de comenzar cualquier nuevo programa dietario. Esto es para asegurarse de que estará bien con la dieta y los ejercicios que elija.

Si está consumiendo algún tipo de medicamento, tenga en cuenta que a menudo los medicamentos pueden reaccionar con ciertos alimentos, y para evitar esto, su médico debe supervisar los medicamentos con su elección de plan de dieta y cualquier plan de ejercicio que pueda tener.

La Dieta Antiinflamatoria

La dieta antiinflamatoria no es una dieta para bajar de peso, sino que está diseñada para ayudarlo a mantener su inflamación bajo control. El menú de la dieta antiinflamatoria está repleto de los mejores alimentos antiinflamatorios que le ayudarán a prevenir la inflamación. Algunos de los mejores alimentos antiinflamatorios incluyen:

- **Pescado**: La mayoría de los pescados contienen ácidos grasos Omega-3, que son excelentes para combatir la inflamación. Descubrirá que el salmón es uno de los mejores alimentos para consumir si desea prevenir la inflamación, lo que lo coloca entre los mejores en la lista de alimentos antiinflamatorios.
- **Aceite de oliva**: El aceite de oliva extra virgen debe incluirse en todas las dietas antiinflamatorias, ya que las grasas insaturadas saludables en el aceite ayudarán a combatir la infección en su origen. También protegerá su corazón, por lo que es una opción saludable para cualquier persona.
- **Kelp**: El alga parda (kelp) y otras formas de algas están cargadas de fibra, pero también le ayudarán a combatir la inflamación. Es rico en antioxidantes, lo que significa que será una herramienta útil en la lucha contra el cáncer.
- **Arándanos**: Estas pequeñas bayas son depósitos de nutrientes y son conocidas por ser ricas en antioxidantes. Ayudarán a combatir la inflamación y pueden ayudar a prevenir problemas como la demencia y el cáncer.
- **Verduras crujientes**: Si cruje y es verde, es uno de los mejores alimentos antiinflamatorios para comer. Las verduras crucíferas contienen más que fibra, pero todas tienen nutrientes como antioxidantes, ácido fólico y vitaminas para ayudar a prevenir la inflamación.
- **Batatas**: Estos tubérculos son uno de los mejores antiinflamatorios naturales, ya que están cargados de los nutrientes que su cuerpo necesita para combatir la inflamación. Estos nutrientes incluyen betacaroteno, vitamina B6 y manganeso.
- **Ajo**: Los dientes de ajo aromáticos merecen su lugar en las recetas de

dieta antiinflamatorias, ya que están cargados de alicina, azufre y otros minerales y antioxidantes que son excelentes para combatir la inflamación en su cuerpo.

- **Jengibre y cúrcuma**: Estas dos especias están cargadas de nutrientes, y ambas ayudarán a prevenir la hinchazón en el cuerpo.
- **Té verde**: Los antioxidantes en el té lo convierten en su bebida preferida para su menú antiinflamatorio, ¡y encontrará que hay muchas maneras deliciosas de preparar este té que previene la inflamación!

¿De qué alimentos debe mantenerse alejado mientras realiza su dieta antiinflamatoria?

- Azúcar, azúcar refinada, almíbar procesado y edulcorantes artificiales. En lugar de los antes mencionados, y para agregar dulzura a sus comidas, utilice miel natural, melaza y el azúcar natural que se encuentra en las frutas.
- Grasas trans, grasas saturadas, aceites de cocina baratos, aceites que tienen un alto contenido de grasas saturadas, mantequilla de maní, margarina, la mayoría de los aceites vegetales y aceite parcialmente hidrogenado.
- Alcohol.
- Productos lácteos como leche, yogures endulzados, queso con toda la grasa y crema. Algunos yogures naturales son aceptables, y el kéfir es una buena alternativa.
- Carnes de animales alimentados con granos y maíz, animales a los que se les ha inyectado grasa y carne roja. Puede comer carne muy magra no más de una vez por semana, pero trate de comer más aves, pescado y legumbres.
- Arroz blanco, harina blanca, fideos, pasteles, productos horneados y cualquier grano refinado.
- Ingredientes artificiales, con glutamato monosódico y aspartamo, siendo éstos los primeros en la lista de alimentos a evitar.
- Alimentos que causan reacciones alérgicas. Si es alérgico a los alimentos, la reacción alérgica incluirá inflamación, que puede ser fatal si la inflamación se produce en la garganta o los pulmones.

Consejos para Cocinar y Comer Bien en esta Dieta

Si va a probar la dieta antiinflamatoria y seguir la lista de alimentos antiinflamatorios, es importante que sepa cocinar. Comer bien es más que simplemente evitar poner los alimentos incorrectos en sus comidas, sino que se trata de saber cómo prepararlos. Aquí hay algunas cosas que debe saber sobre cocinar y comer de la manera correcta mientras está en la dieta antiinflamatoria:

- **Hágalo fácil:** Si de verdad va a probar esta dieta, tiene que saber que hay límites para lo que puede comer. Debe intentar que sea lo más fácil posible para usted, y puede hacerlo comprando una variedad de alimentos para preparar.

Asegúrese de que su dieta tenga la mayor cantidad posible de alimentos frescos, ya que ese es el alimento que será más saludable y reducirá su riesgo de inflamación. Elimine los alimentos procesados y artificiales de su dieta, y asegúrese de comprar sólo los ingredientes crudos y saludables. Concéntrese en comer más frutas y verduras, ¡y su dieta tendrá éxito!

- **¿Cuántas calorías?** ¿Sabe cuántas calorías necesita comer para estar saludable? El hombre adulto promedio necesita consumir aproximadamente 2,400 calorías por día, mientras que la mujer promedio necesita consumir unos 1,900.

Cuanto más pequeño sea su tamaño y menos actividad realice, menos calorías necesitará consumir. No debe preocuparse por aumentar de peso mientras siga esta dieta si come bien, así que hágase el hábito de comer la cantidad correcta de calorías en el día.

Asegúrese de obtener carbohidratos, proteínas y grasas saludables en cada comida, ¡y no tendrá que preocuparse por la inflamación!

- **Controle los carbohidratos:** Los carbohidratos son, a la vez que muy importantes, también potencialmente muy peligrosos. Esto se debe a que son los nutrientes que generalmente provocan inflamación, especialmente los carbohidratos simples que se encuentran en los alimentos refinados, blancos, azucarados y procesados.

Asegúrese de que su dieta no incluya más de 200 a 300 gramos de carbohidratos por día, y trate de lograr que la mayoría de esos carbohidratos sean carbohidratos complejos saludables provenientes de granos enteros, frutas y verduras.

Todos sus alimentos deben ser bajos en el índice glucémico y deben ser tan libres de azúcar y almíbar como sea posible. Si bien debe ingerir alimentos que sean enteros o totalmente naturales, recuerde que aún debe controlar cuántos carbohidratos come cada día.

- **Tenga cuidado con las grasas:** La carne roja contiene grasas, al igual que los aceites vegetales, los productos lácteos, los productos horneados y muchas otras cosas que está eliminando de su dieta.

Sin embargo, recuerde que la grasa viene en muchas formas, así que tenga cuidado incluso mientras hace la dieta antiinflamatoria. Manténgase alejado de los aceites que tienen un alto contenido de grasas saturadas y quédese con los aceites más saludables como el sésamo, el maní y el aceite de oliva.

Asegúrese de comer muchas nueces, pescado y aguacates, todos los cuales están cargados de grasas saludables que evitarán la inflamación. Retire la piel de cualquier pollo o pavo que coma, y escoja las carnes que sean tan magras y sin grasa como sea posible.

- **La proteína es importante:** Mientras hace la dieta antiinflamatoria, la proteína es uno de los nutrientes más importantes que pueda consumir. Va a reducir mucho los carbohidratos y las grasas, por lo que deberá mantener su cuerpo sano al cargarlo con proteínas saludables.

Las proteínas como el pescado, el atún y las legumbres son sus mejores opciones, pero el pollo, el pavo e incluso la carne magra pueden ser parte de su dieta. No debe comer más de 120 gramos de proteína por día, y que sean proteínas magras y naturales, tanto como sea posible.

La proteína vegetal de frijoles y tofu es su mejor opción para mantenerse saludable mientras realiza esta dieta antiinflamatoria.

- **Aumentar la fibra:** Dado que está tratando de eliminar todos los nutrientes que causan inflamación del cuerpo, le conviene acelerar el proceso de eliminación de su cuerpo.

Hay pocos nutrientes que son tan efectivos para eliminar las toxinas y los químicos que causan inflamación como la fibra, que proviene de las legumbres, los granos integrales y los alimentos crudos.

Su mejor opción es comer la mayor cantidad posible de estos alimentos, ya que contendrán los nutrientes que mantendrán su cuerpo sano mientras intenta deshacerse de las toxinas y sustancias químicas no saludables que causan problemas.

Necesita obtener al menos 40 gramos de fibra en su dieta por día, ¡así que coma más alimentos ricos en fibra para obtener los mejores resultados mientras sigue la dieta antiinflamatoria!

- **Obtenga muchos nutrientes:** Necesita vitaminas y minerales, así como ácidos grasos y antioxidantes. Puede obtener estos nutrientes de todo tipo de alimentos, aunque las frutas y verduras son sin lugar a duda las mejores fuentes.

Las zanahorias contienen vitamina A, las frutas cítricas contienen vitamina C, los aguacates contienen vitamina E y las bayas, el té verde y las uvas rojas contienen antioxidantes saludables. Asegúrese de obtener suficientes nutrientes para mantenerse saludable mientras sigue la dieta antiinflamatoria.

¿Está Cocinando Correctamente?

Si cocina diariamente, puede que esté usando más aceite del que cree. Si va a probar esta dieta saludable es importante que cocine de la manera correcta. Aquí hay algunos métodos de cocción para realizar la dieta antiinflamatoria con éxito:

- **Hervir**: Cocer su comida en agua en lugar de aceite puede parecer una mala idea, pero su comida saldrá igual de sabrosa si la escalfa correctamente. Puede usar caldo de pollo para que la comida tenga mejor sabor, y encontrará que es un excelente líquido para hervir. Ayudará a que su comida sea más saludable, y será igualmente deliciosa.
- **Hornear**: Hornear es la mejor manera de mantener limitado el consumo de aceite. En realidad, no necesita aceite para hornear alimentos, pero un poco de grasa ayuda a mantener la comida sabrosa.

Use aceites de oliva o de sésamo para hornear y asegúrese de que su comida esté en el centro de la bandeja de hornear para permitir que el aire circule alrededor de la comida.

Si marina la comida antes de hornearla, saldrá jugosa y húmeda. También puede usar papel de aluminio para cubrir los alimentos horneados, ya que atrapará el líquido dentro de los alimentos.

- **Saltear**: Si va a cocinar sus alimentos con aceite, debe usar el método de salteado que se hizo popular en China. La comida no se queda en el aceite – lo que estimula la producción de grasas trans – pero será igual de sabrosa. La comida no absorbe mucho aceite y será mucho más saludable.
- **Vapor**: Para cocinar las verduras, al vapor es la mejor manera de hacerlo. No tendrá que hacer más que colocar las verduras en una vaporera para que salgan bien, y puede disfrutar de verduras ligeramente cocidas en cuestión de minutos. Solo asegúrese de no cocinarlas demasiado, ya que eso eliminará los nutrientes de las verduras.
- **Asar a la parrilla**: Una de las mejores razones para asar a la parrilla es

que no requerirá ningún aceite, sino que los jugos naturales en los alimentos lo harán sabroso. Asar a la parrilla es ideal si tiene una parrilla. Encontrará mucha menos grasa en su comida, ¡y será mucho más sabrosa!

Finalmente, es muy importante que evite freír en mucho aceite y calentar en el microondas su comida. La ebullición eliminará los nutrientes de los alimentos, a menos que esté haciendo una sopa y utilice el agua en la que se hirvió. ¡Asegúrese de cocinar de la manera correcta, y su comida será mucho más saludable!

Ahora que sabe qué comer y qué no, y cómo cocinar sus alimentos, ¡estamos listos para revidar la gran cantidad de recetas que encontrará a continuación para comenzar con su dieta antiinflamatoria!

¡Buena suerte y buen provecho!

Deliciosas Recetas Antiinflamatorias

Pollo Teriyaki Horneado

¡Este delicioso plato será perfecto cuando se sirva para la cena, y encontrará que será una comida absolutamente deliciosa para disfrutar cualquier día de la semana!

Ingredientes:

Agua
1 taza de quinoa
1 taza de ciruelas pasas
1 taza de leche de almendras
Canela
Sal
Nuez moscada
Raíz de jengibre fresco
Pimienta negra
1 taza de arroz integral

Preparación:

Para comenzar, corte dos dientes de ajo en trozos muy pequeños, cortándolo en cubitos lo más fino posible. Vierta una cucharada de aceite de sésamo en una sartén grande y calentar. Una vez que el aceite esté caliente, agregue el ajo y cocine por un minuto, hasta que el ajo comience a dorarse.

Coloque el arroz en la sartén y cocine el arroz hasta que comience a dorarse. Vierta 2 tazas de agua y deje que se cocine con la tapa puesta. Por lo general, el arroz tardará unos 35 minutos en cocinarse correctamente, pero verifíquelo ocasionalmente para asegurarse de que no se queme.

Mientras se cocina el arroz, corte la pechuga de pollo en cuatro trozos. Frote los trozos de pechuga con un poco de sal y pimienta negra y colóquelos en una bandeja para hornear. Caliente el horno a 170° C.

En una cacerola, mezcle 3 cucharadas de jugo de naranja con ½ taza de salsa de soja y ¼ de taza de vinagre. El vinagre de manzana hará que la salsa sea un poco más dulce.

Revuelva hasta que el líquido esté caliente y casi hirviendo, y agregue la cucharada de fécula de maíz en la sartén. Revuelva por un minuto y apague el fuego.

Pique 4 dientes de ajo y aproximadamente una cucharada de raíz de jengibre fresco, y use los aromáticos picados para frotar nuevamente el pollo. Vierta la salsa sobre el pollo, asegurándose de que todas las pechugas estén cubiertas por igual.

Coloque el pollo en el horno y déjelo cocinar por lo menos 15 minutos. Verifique que el pollo esté bien cocido insertando un cuchillo. Asegúrese de que el pollo esté bien cocinado y que no haya carne cruda en el centro de la pechuga.

¡Sirva el pollo sobre el arroz integral y disfrute!

Pollo a la Polinesia

Esta receta fascinante combina pollo salado con fruta dulce, y será un plato único que le hará agua la boca.

Ingredientes:

3 patas y muslos de pollo
1 durazno
¼ piña
1 racimo de uvas
Jugo de 1 naranja y 1 limón
Sal y pimienta a gusto
Ajo
Aceite de sésamo

Preparación:

Para comenzar, retire la piel del pollo. Corte el pollo por la mitad, separando las patas de los muslos.

Encienda el horno y deje que se caliente a 170° C.

Corte el ajo en dados muy finos y úselo junto con la sal y la pimienta para frotar el pollo. Agregue aceite de sésamo para sazonar el pollo y colóquelo en una bandeja para hornear. Cubra con las frutas y coloque el pollo en el horno.

Bajar el fuego a aproximadamente 160° C para evitar quemar las frutas. Cocinar el pollo unos 45 minutos. Asegúrese de que el pollo esté completamente cocido insertando un tenedor en la parte más gruesa del pollo, hasta que toque el hueso. Si no sale sangre, el pollo está bien cocido.

Retire el pollo del horno y transfiéralo a una fuente. Sirva con cebada, cuscús, quinoa o arroz integral.

Solomillos de Pavo

Si no puede soportar la idea de pasar todo el día preparando la cena de Navidad, ¡esta es una comida rápida y fácil que puede hacer que sea igual de sabrosa!

Ingredientes:

Ingredientes:
900 gramos de solomillo de pavo
Salsa de soja
Mostaza Dijon
Romero
Sal y pimienta a gusto
Ajo
Cebollas

Preparación:

Para comenzar, coloque el lomo de pavo en bolsas de plástico sellables.

En un tazón, mezclar ½ taza de salsa de soja con 2 cucharadas de mostaza Dijon y 4 cucharaditas de romero triturado. Agregue sal y pimienta según lo desee, y mezcle bien. Corte las cebollas y el ajo lo más finamente posible, o páselos por un procesador de alimentos antes de agréguelos a la mezcla.

Una vez que la salsa esté bien mezclada, vierta un poco de la salsa en cada bolsa. Agite bien la bolsa para asegurarse de que el líquido haya cubierto completamente los solomillos de pavo y coloque las bolsas en el refrigerador.

El pavo debe reposar en el refrigerador durante al menos 3 o 4 horas, ya que eso garantizará que la carne haya absorbido el sabor de la marinada. Es posible que desee sacudir las bolsas cada hora, ya que eso asegurará que ambos lados estén cubiertos con el líquido.

Cuando esté listo para cocinar los pavos, precaliente el horno a 170° C.

Retire los solomillos de pavo de sus bolsas y colóquelos en una bandeja de horno o en una asadera, dependiendo de la cocción deseada del pavo. Déjelos asar u hornear durante unos 25 minutos, verificando que el pavo esté bien cocido.

Verificar con un cuchillo para asegurar que esté listo. El pavo estará cocinado correctamente cuando los jugos salgan claros.

Cortar el pavo en rebanadas y servir con el resto de su cena.

Pavo con Curry

Este fantástico plato le permitirá usar todas las sobras de la cena de Navidad, o puede usar pavo molido si quiere una deliciosa variación de un plato indio tradicional. Puede ser un poco picante, ¡pero está garantizado que será absolutamente delicioso!

Ingredientes:

Aceite de sésamo
Canela molida
1 cebolla
3 dientes de ajo
Raíz de jengibre fresco
Raíz de cúrcuma
Agua
2 chiles verdes
450 g de pavo (molido o cortado pequeño)
Chile rojo en polvo
Garam masala (una mezcla de especias que se usa en la cocina india)
Sal y pimienta negra, a gusto
2 tazas de arroz integral

Preparación:

Para comenzar, ponga el arroz en una sartén para cocinar. Necesitará alrededor de 2 tazas de agua por cada taza de arroz integral, pero agregue media taza extra para asegurar de que el arroz no quede crujiente una vez que se haya cocinado. Coloque una tapa sobre el arroz y déjelo cocinar por unos 40 minutos.

Calentar otra sartén, agregando 2 cucharadas de aceite de sésamo. Agregue media cucharadita de canela en la sartén y mezclar con el aceite. Cuando el aceite se calienta, se liberará el aroma a canela.

Cuando pueda oler la canela, agregue las cebollas picadas en la sartén. Cocínelos hasta que estén dorados y agregue el ajo para cocinar durante aproximadamente un minuto.

Corte en dados 1 cucharada de raíz de jengibre y 1 cucharadita de raíz de cúrcuma, y agréguelos a la sartén para cocinar con el ajo. El jengibre y la cúrcuma deben cocinarse durante unos tres minutos para liberar todos sus sabores en los alimentos.

Una vez que los aromáticos se hayan cocinado, agregue ¼ de taza de agua en la sartén. Llevar el agua a ebullición y dejar que se espesen las raíces. Corte los dos chiles verdes por la mitad y agréguelos a la sartén. Agregue el pavo, una cucharadita de chile picante en polvo y ½ cucharadita de garam masala. Agregue otra media taza de agua y coloque una tapa sobre el curry mientras se cocina.

Dejar que el curry se cocine durante unos 10 minutos más, ya que eso garantizará que el pavo esté bien cocido. Una vez que la mezcla se haya convertido en una salsa, agregue un poco de sal y pimienta para darle sabor. Pruebe la salsa y agregue agua para espesar si es necesario.

¡Sirva sobre el arroz integral y disfrute!

Lasaña de Pavo sin Pasta

Este plato será el complemento perfecto para su menú de dieta antiinflamatoria. Podrá disfrutar del sabor clásico del plato, pero sin tener que preocuparse de que la pasta, la carne roja y el queso ricotta causen inflamación en su cuerpo. Sabe muy bien, pero es mucho más ligero que una lasaña promedio.

Ingredientes:

450 gr. de pavo molido
8 tomates grandes
1 cebolla
4 dientes de ajo
Albahaca
Tomillo
Orégano
170 gr. de requesón
4 calabacines (zucchini)
Sal y pimienta a gusto

Preparación:

Para comenzar, corte la cebolla por la mitad y coloque una mitad en una cacerola, junto con 3 dientes de ajo. Corte los tomates por la mitad y colóquelos en la cacerola para guisar. Los tomates deberán cocinarse durante aproximadamente una hora, ya que eso los suavizará y facilitará pasarlos por el procesador de alimentos.

Haga puré los tomates después de una hora de cocción y vuelva a colocarlos en la cacerola para continuar cocinando. Agregue sal y pimienta negra, además de una cucharadita de albahaca fresca, una pizca de tomillo y una cucharadita de orégano. Revuelva bien la salsa y deje que se cocine durante otra hora. (Agregue agua según sea necesario ya que el líquido se reduce).

Una vez que la salsa se haya cocinado adecuadamente, retírela del fuego. Corte en cubitos la otra mitad de la cebolla y los dos dientes de ajo restantes, y colóquelos en una sartén con una cucharada de aceite de oliva. Cocine los aromáticos hasta que estén dorados, y agregue el pavo molido en la sartén para cocinar. Asegúrese de que el pavo molido se haya cocinado correctamente, y luego retire del fuego.

Agregue un poco de sal, pimienta, ajo y orégano al requesón y use el requesón. Corte los calabacines en tiras finas y colóquelos en una bandeja para hornear, como haría si fuera pasta para lasaña común.

Vierta la salsa de tomate sobre el calabacín y coloque el pavo molido encima. Cubra con una capa de calabacín, luego agregue más salsa de tomate y el requesón. Continúe agregando capas hasta que la bandeja esté llena y los ingredientes estén agotados.

Precaliente el horno a 170° C y coloque las bandejas en el horno para hornear. El calabacín tardará unos 20 minutos en cocinarse, ¡y puede retirar las bandejas del horno y servir mientras la lasaña aún esté caliente!

Huevos Rancheros con Frijoles Negros

¡Esta receta mexicana es el desayuno perfecto, y descubrirá que la deliciosa adición de frijoles negros la convierte en una comida muy saludable que sorprendentemente le llenará!

Ingredientes:

4 huevos
2 tomates
1 cebolla
1 ají verde
1 taza de frijoles negros enlatados
115 gr. de pavo o tocino de soja
Sal y pimienta, a gusto

Preparación:

Para comenzar, corte el tocino en trozos pequeños. Calentar una sartén y freír el tocino. Una vez que el tocino esté crujiente, agregue los frijoles negros. Cocine los frijoles hasta que el líquido esté hirviendo y los frijoles estén calientes.

En una sartén separada, poner una cucharada de aceite de oliva y calentar. A medida que la sartén se calienta, pique la cebolla muy finamente. Agregue la cebolla a la sartén y cocine hasta que estén doradas.

Mientras se cocinan las cebollas, corte los tomates en dados pequeños. Agréguelos a la sartén y déjelos cocinar por unos 5 minutos. Agregue sal y pimienta negra, según lo desee.

Corte el ají en trozos muy pequeños y agréguelo a la sartén con los demás ingredientes. Deje que el chile se cocine hasta que esté suave y retire los ingredientes de la sartén. Regrese la sartén al fuego y ponga una cucharada de aceite de oliva una vez más mientras la sartén se calienta.

Rompa los huevos en un tazón y bata para mezclar bien las yemas y las claras. Vierta los huevos en la sartén y cocínelos como huevos revueltos. Una vez que estén bien cocidos, agregue la mezcla de tomate y los frijoles negros en el plato.

Mezcle bien los huevos con los otros ingredientes y sirva con tortillas de harina integral y salsa casera.

Cereal De Quinoa para Desayunar

¿Necesita un desayuno saludable y caliente para comenzar el día? Este delicioso cereal para el desayuno está hecho con quinoa, un grano de bajo índice glucémico que no causará inflamación en su cuerpo.

Agregue a eso la alta fibra de las ciruelas pasas, ¡y tendrá un desayuno para campeones!

Ingredientes:

Agua
1 taza de quinoa
1 taza de ciruelas pasas
1 taza de leche de almendras
Canela
Sal
Nuez moscada

Preparación:

Para comenzar, disponga la quinoa en una cacerola para cocinar, junto con una taza de agua. Una vez que el agua esté hirviendo, tape la quinoa y deje que se cocine durante unos 5 minutos más, o hasta que los granos estén bastante suaves. El tiempo total de cocción de la quinoa será inferior a 15 minutos, así que vigílelo de cerca.

Una vez que la quinoa esté cocida, vierta una taza de leche de almendras y mantenga el fuego bajo. Agregue una pizca de sal y media cucharadita de nuez moscada y canela. Retire los huesos de las ciruelas pasas y agréguelos a la quinoa para cocinar.

Podrá comer este cereal una vez que las ciruelas pasas se hayan suavizado. ¡Disfrute de esta deliciosa forma de comenzar el día!

Cena Apetitosa de Frijoles

Este es un plato maravilloso para hacer si dispone de un bajo presupuesto. Descubrirá que será una comida no solamente abundante sino también sorprendentemente económica. Si desea ahorrar dinero y seguir comiendo bien, ¡este es definitivamente el plato que debe probar!

Ingredientes:

2 tazas de frijoles secos
Agua
1 cebolla
1 diente de ajo
1 tallo de apio
1 papa
3 tomates
225 gr. de tocino de soja o pavo
1 cucharada de miel
1 manojo de cilantro
Sal
Orégano
Mostaza en polvo
Pimienta negra a gusto

Preparación:

Para comenzar, ponga los frijoles secos en una cacerola grande para cocinar y agregue aproximadamente 4 tazas de agua por cada taza de frijoles. Colocar la cebolla, la cabeza de ajo, el tallo de apio y la papa en el agua, dejándolos enteros y sin pelar.

Ponga la cacerola al fuego para cocinar y deje que los frijoles hiervan durante aproximadamente 3 horas. Deberá agregar un poco de sal a los frijoles mientras se cocinan y dejar que se cocinen hasta que la piel de los frijoles se rompa cuando los sople.

Una vez que los frijoles se hayan cocinado adecuadamente, use un cucharón para pescar la cebolla, el ajo, la papa y el apio. Tírelos a la basura, ya que habrán absorbido todo el gas de los frijoles, pero habrán liberado sus sabores en las legumbres.

Corte los tomates en cubitos y agréguelos a los frijoles. Vierta 3 tazas de agua caliente sobre los frijoles, junto con una cucharada cada uno de sal y pimienta negra. Coloque los frijoles nuevamente sobre el fuego y cocínelos.

A medida que los frijoles se continúan cocinando, coloque una sartén sobre el fuego. Cocine el tocino hasta que esté dorado y agréguelo a los frijoles, junto con el aceite producido por el tocino.

Agregue el cilantro a la cacerola y use una cucharadita de mostaza en polvo y orégano para agregar sabor a los frijoles. Cocine hasta que pueda oler la variedad de sabores, y deje que los frijoles hiervan durante unos minutos para asegurarse de que absorban todos los deliciosos sabores.

Servir mientras esté caliente.

Quinoa y Frijoles Negros

Si desea una comida saludable y baja en grasas para disfrutar mientras está en su dieta antiinflamatoria, ¡este es definitivamente un plato para disfrutar!

Casi no tendrá ningún efecto en sus niveles de azúcar en la sangre, ya que tanto la quinoa como los frijoles negros son alimentos con una baja carga glucémica. ¡Es una comida deliciosa que le llenará fácil y rápidamente!

Ingredientes:

Aceite de sésamo
1 cebolla
5 dientes de ajo
1 taza de quinoa
Comino
Pimienta de cayena
Sal y pimienta
2 mazorcas de maíz
1 lata de frijoles negros
Cilantro fresco, picado

Preparación:

Para comenzar, poner la quinoa en una cacerola con agua y poner sobre el fuego para cocinar. Necesitará aproximadamente una taza de agua por cada taza de quinoa, pero agregue un poco de agua extra solo para estar seguro. La quinoa tardará unos 15 minutos en cocinarse a fuego medio, así que vigílela de cerca.

Poner las mazorcas de maíz en una cacerola y agregue suficiente agua como para cubrir todo el maíz. Lleve el agua a ebullición y cocine hasta que el maíz esté suave. Retire el maíz de la cacerola, póngalo bajo agua fría para enfriarlo y use un cuchillo para quitar los granos de maíz de la mazorca. Coloque los granos en un tazón y déjelos a un lado.

Caliente una sartén y agregue una cucharada de aceite de oliva a la sartén. Corte en dados la cebolla y el ajo muy finamente y agréguelos también a la sartén para cocinar. Cocínelos hasta que estén dorados y agregue también la quinoa. Mezcle bien la quinoa para asegurarse de que los sabores del ajo y la cebolla se absorban en el grano.

Una vez que la quinoa se haya mezclado bien con los aromáticos, agregue una cucharadita de comino y ½ cucharadita de pimienta de cayena. Agregue los frijoles negros, el maíz y el medio manojo de cilantro picado.

Mezcle bien los ingredientes, déjelos cocinar por unos minutos más y sirva mientras esté caliente.

Frijoles con Carne y Arroz

Este plato garantizará que sus hijos pidan más aunque los frijoles no sean su comida favorita. Es una receta rápida y fácil de preparar, y descubrirá que el plato será popular para con toda su familia.

Ingredientes:

450 gr. de pavo o pollo molido
1 taza de frijoles secos
2 cebollas
1 cabeza de ajo, más 5 dientes
1 papa
3 tomates
Salsa Tabasco
Arroz Integral
Agua
Comino
Orégano
Pimiento rojo triturado
Sal y pimienta a gusto

Preparación:

Para comenzar, ponga los frijoles en una cacerola con 4 tazas de agua por cada taza de frijoles. Poner la cacerola sobre el fuego para calentar y agregar 1 cebolla entera, 1 cabeza de ajo y la papa entera en los frijoles. Esto absorberá el gas y agregará el sabor a los frijoles.

Deje que los frijoles se cocinen durante aproximadamente cuatro horas, o hasta que al soplar los frijoles la piel se agriete. Una vez que estén cocidos, use un cucharón para sacar la cebolla, el ajo y las papas, escurra el agua de los frijoles y regréselos al fuego con tres tazas de agua agregadas a la cacerola.

Corte los tomates en dados pequeños y agréguelos a la cacerola de frijoles. Corte en dados la mitad de la otra cebolla, así como tres dientes de ajo. Agréguelos a la cacerola y deje que los frijoles se cocinen durante aproximadamente media hora más.

Mientras se cocinan los frijoles, ponga 1 taza de arroz integral y 2 ½ tazas de agua en una cacerola a calentar. Llevar el arroz integral a ebullición sobre fuego alto, luego bajando el fuego hasta que el arroz se cocine y esté suave. Agregue más agua según sea necesario para evitar que el arroz se queme.

Coloque una sartén sobre el fuego para calentar, junto con una cucharada de aceite de oliva. Corte en dados los dos dientes de ajo restantes, junto con la media cebolla restante. Cocínelos hasta que estén dorados y agregue la carne molida a la sartén. Dore la carne antes de agregar una cucharada de pimiento rojo picado, una cucharadita de comino y una cucharadita de orégano. Agregue sal y pimienta según lo desee. Termine de cocinar la carne y retírela del fuego.

Los frijoles ya deben estar cocidos, así que retírelos de la cacerola en la que están y viértalos en una sartén sobre el fuego. Vierta media taza de leche de almendras, así como sal y pimienta negra. Use un machacador para hacer puré los frijoles, asegurándose de que el 90% de los frijoles estén bien machacados.

Vierta los frijoles refritos en la sartén con la carne y mézclelos bien antes de servirlos sobre una capa de arroz integral.

Sopa de Lentejas

Si tiene frío en un día helado de invierno, ¡no hay nada como un tazón caliente de sopa para ayudar a calentarse! Esta deliciosa sopa contiene todos los nutrientes que necesita para mantenerse saludable, y encontrará que es la comida perfecta para esos días fríos de invierno.

Ingredientes:

1 taza de lentejas
Aceite de oliva
1 cebolla
4 dientes de ajo
2 zanahorias
2 tallos de apio
4 tomates grandes
Sal
Pimienta negra
Hojas de laurel
Agua
Perejil fresco
Pimentón

Preparación:

Para comenzar, ponga las lentejas en un tazón y llénelo con agua potable. Deje las lentejas en remojo en el agua durante la noche, ya que eso les ayudará a cocinar mucho más rápido y eliminará el gas de las legumbres.

Al día siguiente, escurra las lentejas, páselas por agua nuevamente para enjuagarlas y escúrralas bien.

Poner una cacerola a calentar, junto con un par de cucharadas de aceite de oliva. Corte el ajo en dados muy finos y agréguelo a la cacerola. A medida que se cocina el ajo, corte las cebollas en dados para que se agreguen una vez que el ajo se haya dorado ligeramente. Corte los tallos de apio también, y agréguelos una vez que las cebollas se hayan vuelto parcialmente translúcidas. A continuación, agregue las zanahorias y saltee todo durante unos minutos.

Antes de agregar las lentejas, vierta una cucharadita de pimentón, un par de hojas de laurel, una cucharada de sal y la cantidad de pimienta que desee sobre las cebollas. Saltee todo junto por unos minutos, y finalmente agregue las lentejas.

Añada suficiente agua para cubrir las lentejas por completo, aproximadamente 4 tazas de agua por cada taza de lentejas. Lleve a ebullición el agua y las lentejas. Corte los tomates en dados pequeños y agréguelos a la sopa hirviendo.

El agua cocinará los tomates rápidamente y los convertirá en una deliciosa sopa. No olvide agregar el perejil antes de retirar la sopa del fuego, a continuación, sirva mientras esté caliente.

Pollo y Lentejas

Si quiere un plato único que le haga agua la boca, este es el indicado. Descubrirá que lleva un poco de trabajo, ¡pero es absolutamente fantástico y una excelente opción para cualquier ocasión!

Ingredientes:

Aceite de oliva
2 pechugas de pollo grandes
1 cebolla
3 zanahorias
3 dientes de ajo
1 taza de lentejas
Sal
Cilantro
4 tomates
Romero
Albahaca
Tomillo
1 limón
Pimienta negra, a gusto

Preparación:

Para comenzar, coloque las lentejas en un tazón y llénelo con agua. Deje las lentejas en remojo durante la noche, ya que eso eliminará el gas y hará que las lentejas sean más fáciles de cocinar. A la mañana siguiente, escurra las lentejas, enjuáguelas bien y escúrralas una vez más antes de dejarlas a un lado.

Coloque una sartén sobre el fuego y agregue unas cucharadas de aceite de oliva. Separe la pechuga del hueso y corte cada pechuga en tres trozos.

Cocine los trozos en la sartén, asegurándose de que la pechuga esté bien cocida antes de sacarla del fuego.

Caliente nuevamente la sartén con aceite y pique la cebolla para agregarla a la sartén. Cocine hasta que estén tiernos y agregue el ajo en cubitos a la sartén. Corte la zanahoria en dados y agréguela a la sartén para cocinarla durante unos 5 minutos.

Corte los tomates en cubos y a continuación póngalos a hervir en una cacerola. Cocínelos hasta que estén suaves y se hayan convertido en una salsa de tomate espesa.

Una vez que las zanahorias se hayan cocinado, transporte los aromáticos a una cacerola grande. Caliente la cacerola y agregue las lentejas. Revuelva bien para cubrirlos con el sabor y el aceite de los aromáticos, y vierta 3 tazas de agua en la cacerola. Agregue tanta sal como desee y deje que las lentejas se cocinen durante unos 20 minutos una vez que el agua haya comenzado a hervir.

Vuelva a colocar el pollo en la sartén usada y continúe cocinando a fuego lento durante unos minutos más. Transporte el pollo a la cacerola con las lentejas una vez que estén cocidas y revuelva bien para asegurarse de que el pollo se recubra con el sabor de los ingredientes.

Agregue la salsa de tomate a la cacerola, así como una cucharadita de albahaca y romero. Deje que las lentejas se sigan cocinando con estos ingredientes adicionales durante otros 5 minutos más o menos, y sirva con una pizca de jugo de limón para darle sabor.

Lentejas al Curry

Nada hace un buen curry como algunas lentejas mezcladas con pollo, y encontrará que este plato exótico será justo lo que necesita para ayudarle a degustar una comida saludable. ¡Con la adición de arroz integral o quinoa, puede preparar una cena saludable y abundante!

Ingredientes:

½ taza de lentejas
1 lata de leche de coco sin azúcar
Pasta de curry
Agua
Sal
2 pechugas de pollo
Quinoa
8 dientes de ajo
1 cebolla

Preparación:

Para comenzar, ponga las lentejas en un recipiente y llene el recipiente con agua. Deje que las lentejas se remojen durante la noche. Esto las hará más fáciles de cocinar al día siguiente y eliminará una gran cantidad de gas. Al día siguiente, escurra las lentejas, enjuáguelas, escúrralas nuevamente y déjelas a un lado.

Ubique las lentejas en una sartén y luego agregue una taza de agua. Caliente sobre fuego alto y lleve a ebullición las lentejas. Una vez que estén hirviendo, agregue una cucharada de pasta de curry y la leche de coco. Revuelva bien para asegurarse de que los ingredientes se mezclan y agregue una pizca de sal. Cubra el curry con una tapa y baje el fuego para permitir que las lentejas hiervan suavemente.

En una sartén separada, agregue una cucharada de aceite de oliva. Corte en dados 5 dientes de ajo y ¾ de la cebolla, y saltee.

Corte las pechugas de pollo en cubos pequeños y cocínelas en la sartén con los aromáticos. Una vez que el pollo esté casi cocido, agréguelo a la mezcla de curry y mezcle bien. Tapar nuevamente y dejar que las lentejas se continúen cocinando.

Coloque la sartén nuevamente sobre el fuego para calentar y agregue una cucharada de aceite de oliva. Cortar en dados los dientes de ajo restantes y el resto de la cebolla, y saltear. Agregue 1 taza de quinoa y cocine hasta que la quinoa muestre signos de tostarse.

Agregue 1 ½ tazas de agua. y baje el fuego a medio para permitir que la quinoa se cocine. Tomará alrededor de 15 minutos a fuego medio, así que asegúrese de vigilar la quinoa.

Una vez que la quinoa esté cocida, servir en un plato y colocar el curry encima de las lentejas. Agregue una pizca de limón para darle sabor y decore con una ramita de perejil o cilantro.

Salmón con Sabor a Arce

Si le encanta el pescado, ¡el salmón es lo mejor de lo mejor! Descubrirá que el sabor intenso del salmón lo hace incomparable, y los ácidos grasos del pescado lo hacen excelente para prevenir la inflamación. Esta receta le ayudará a hacer de este pescado un plato inolvidable.

Ingredientes:

450 gr. de filetes de salmón
¼ taza de almíbar natural de arce (maple syrup) (Evite el producido artificialmente)
Salsa de soja
4 dientes de ajo
Sal
Pimienta negra
Raíz de jengibre fresco
1 limón

Preparación:

Para comenzar, mezcle el almíbar de arce en un tazón con aproximadamente media taza de salsa de soja. Agregue una pizca de pimienta negra, media cucharada de sal y el ajo picado. Agregue media cucharada de raíz de jengibre fresco picado y una pizca de limón. Revuelva bien para combinar todos los ingredientes.

Engrase una bandeja para hornear con un poco de aceite de oliva o sésamo. Disponga los filetes de salmón sobre la bandeja para hornear. Precaliente el horno a 170° C.

Vierta la salsa sobre los filetes de pescado y coloque la bandeja en el refrigerador para marinar mientras el horno se calienta. Una vez que el horno esté caliente, coloque la bandeja para hornear en el horno y deje que el salmón se cocine sin tapar durante unos 20 minutos.

El salmón estará listo para comer cuando se desmenuce al presionarlo con un tenedor.

Salmón a la Parrilla

Si es un fanático del pescado a la parrilla, ¡esta es una receta que le encantará! Encontrará que los sabores se intensifican cuando lo hace en una parrilla de leña, pero puede también cocinarlo sobre el fuego o en el grill del horno si así lo desea. ¡Será igual de sabroso y mucho menos trabajo al prepararlo!

Ingredientes:

450 gr. de salmón
Vinagre balsámico
1 limón
Salsa de soja
Sal
½ naranja
1 cucharadita pimentón
Raíz de jengibre fresco
1 cucharadita pimienta negra
1 cucharadita de pimiento rojo en hojuelas
5 dientes de ajo
3 cebollas verdes
1 cucharadita de aceite de sésamo
Aceite de maní

Preparación:

Para comenzar, corte el salmón en filetes. Será más fácil marinar y frotar el pescado si ya está cortado.

En un tazón, mezclar ¼ de taza de salsa de soja y ¼ de taza de vinagre balsámico con el jugo de un limón grande. Agregue el jugo de la naranja y pique o muela el ajo y el jengibre muy finamente para agréguelos a la mezcla.

Agregue la pimienta negra, el pimiento rojo, el pimentón y el aceite de sésamo, y la cantidad de sal que crea necesaria. Corte en dados las cebollas verdes y agréguelas a la mezcla. Revuelva bien para mezclar.

Vierta la salsa sobre el pescado, y use sus manos para frotar suavemente los diversos ingredientes en el pescado. Agregue un poco de aceite de maní y transfiera los filetes de salmón a unas bolsas de plástico sellables estilo Ziploc. Vierta la salsa en las bolsas y agite para cubrir el pescado con el líquido por completo. Coloque los filetes en el refrigerador para marinar y déjelos reposar durante aproximadamente una hora mientras enciende la parrilla.

El calor de la parrilla debe ser medio alto, así que deberá esperar hasta que el fuego de leña se haya convertido en carbón rojo. Retire los filetes de salmón de sus bolsas, colóquelos en la parrilla y cocínelos hasta que estén tiernos. Use un pincel para aplicar parte del líquido sobre el pescado, ¡y tendrán un sabor exquisito!

Salmón al Ajo al Horno

Este delicioso plato de pescado le encantará, y disfrutará del intenso sabor de este increíble salmón. Incluso aquellos que no son partidarios del pescado disfrutarán de esta receta. Además, es una de las mejores recetas antiinflamatorias que se puede preparar.

Ingredientes:

450 gr. de salmón
4 dientes de ajo
Eneldo fresco, picado
1 limón
3 cebollas verdes
Sal y pimienta, a gusto

Preparación:

Para comenzar, encienda el horno a 220° C y deje que se caliente mientras prepara el pescado.

Corte el salmón en filetes, asegurándose de que no sean ni demasiado gruesos ni demasiado delgados.

Rocíe el papel de aluminio con un poco de aceite para cocinar en aerosol. Ponga los filetes de salmón sobre el papel de aluminio.

Espolvoree un poco de sal y pimienta negra sobre el pescado, a su gusto. Pique los ajos y las cebollas muy bien, y agregue un poco de los aromáticos al papel aluminio con el pescado. Corte el limón en rodajas y coloque una o dos rodajas finas en cada trozo de pescado. Agregue el eneldo fresco, picado, como toque final.

Una vez que el pescado se haya sazonado, use un trozo de papel de aluminio para cubrir la parte superior del pescado, envolviéndolo bien para asegurarse de que los jugos no se salgan. Coloque los filetes de pescado envueltos en una bandeja para hornear y ubique la bandeja en el horno.

El salmón debe tomar alrededor de 20 a 30 minutos para cocinar, y puede verificar que el salmón esté listo presionando los filetes con un tenedor. Si se desmenuza fácilmente, están listos para servir.

Ceviche de Salmón

Esta receta proviene de América del Sur, específicamente de Perú, la tierra de los Incas. Es un plato único que lo sorprenderá, y es absolutamente fantástico cuando se hace bien.

Ingredientes:

450 gr. de salmón de grado sushi (que sea suficientemente fresco como para comer crudo)
¼ cucharada de azúcar morena natural
Sal
Salsa de chile
3 limas
¼ cucharadita de comino
¼ cucharadita de pimienta negra
¼ cucharadita de aceite de oliva
2 dientes de ajo
1 cebolla roja pequeña
1 tomate
Cilantro fresco
1 aguacate

Preparación:

Para comenzar, ponga el azúcar moreno en un tazón con ½ cucharadita de salsa de chile y 2 cucharadas de sal. Revuelva bien, agregando el jugo de las tres limas en el tazón. Agregue el comino y la pimienta negra, junto con el aceite de oliva.

Corte en dados el ajo y la cebolla muy finos, y mézclelos en el tazón. Corte los tomates en dados y el cilantro, y agréguelos a la mezcla. Corte el salmón en cubos del tamaño de un bocado y revuelva el salmón suavemente con los otros ingredientes.

El salmón deberá reposar en el refrigerador durante la noche, aunque puede comerlo después de aproximadamente 4 a 6 horas. Escurra el líquido del salmón, corte el aguacate en cubos, agregue los cubos a la mezcla y sirva el delicioso plato de pescado frío con galletas integrales.

Ensalada Mixta de Verduras

Si quiere mantenerse fresco durante el verano, esta deliciosa ensalada definitivamente será el plato ideal para usted. Será un plato vegetariano refrescante que irá bien con cualquier comida, e incluso puede hacerlo un plato principal aún más abundante agregando pescado o pollo.

Ingredientes:

1 cabeza de lechuga

1 tomate

1 cebolla roja

1 mazorca de maíz

1 pepino

1 cabeza de repollo

1 manojo de espinacas

Preparación:

Para comenzar, ponga las espinacas y la lechuga en un tazón para remojar. Asegúrese de lavar bien las espinacas, para sacar toda la suciedad de entre las hojas.

Corte el tomate en cubitos y colóquelos en un tazón. Corte la cebolla en aros y agréguela también al bol.

Coloque una cacerola grande sobre el fuego para calentar y agregue la mazorca de maíz en la cacerola con 2 tazas de agua. Haga hervir el agua y cocine el maíz hasta asegurarse de que esté bien tierno. Use un cuchillo para cortar los granos de la mazorca y agregue los granos a la ensalada.

Corte la col muy finamente y haga lo mismo con la lechuga. Corte las espinacas en tiras finas y agregue las tres verduras de hoja a la ensalada.

Corte el pepino por la mitad y saque la mayoría de las semillas ligeramente amargas del interior. Corte el pepino en trozos pequeños y agréguelos a la ensalada. Mezcle bien la ensalada y agregue el aderezo que elija para obtener una deliciosa mezcla de vegetales.

Ensalada de Pollo a la Parrilla con Arándanos y Espinacas

Si quiere una ensalada abundante que le llene mucho, ¡esta es la indicada para usted! Podrá obtener todos los nutrientes que necesita y sin comer carbohidratos simples o alimentos refinados. Solo con la ensalada estará llenando su cuerpo con todos los nutrientes saludables que lo mantendrán sano y fuerte.

Ingredientes:

1 pechuga de pollo grande
1 manojo de espinacas
½ taza de arándanos
½ taza de nueces (pacanas, almendras, etc.)
¼ taza de semillas de amapola
½ cebolla roja
¼ taza de vinagre de vino blanco
¼ taza de vinagre de manzana
¼ de taza de aceite de maní o aceite de oliva
Sal y pimienta negra, a gusto

Preparación:

Para comenzar, corte la pechuga de pollo en trozos medianos. Debe obtener alrededor de 12 piezas de la pechuga de pollo.

Caliente una cucharada de aceite de oliva en una sartén. Agregue el pollo y cocine. Cuando los jugos del pollo salgan claros, retírelos de la sartén para que se enfríen en un plato en reserva.

Corte las espinacas o use las manos para desgarrarlas. Agregue los arándanos, nueces y semillas de amapola en el tazón y mezcle la ensalada.

Corte la cebolla roja en dados muy finos o pásela por la licuadora. Mezcle los vinagres y el aceite, y úselos como aderezo para la ensalada. Mezcle la ensalada suavemente y cubra con la pechuga de pollo a la parrilla.

Deliciosa Ensalada de Pepino

Esta ensalada será una delicia absoluta, y descubrirá que será una de las ensaladas más agradables que puede comer mientras hace la dieta antiinflamatoria. Es fácil de hacer y requiere muy pocos ingredientes.

Ingredientes:

2 pepinos
3 tomates
1 cebolla roja
Mayonesa
Vinagre blanco
Sal y pimienta negra, a gusto
Eneldo

Preparación:

Para comenzar, corte los pepinos por la mitad, luego córtelos en rodajas, asegurándose de que sean lo suficientemente delgados como para comerlos fácilmente. (Nota: la cáscara de algunos pepinos es muy amarga, así que pélelos si es necesario).

Corte los tomates en rodajas también y agréguelos al tazón con los pepinos. Corte la cebolla en aros finos y mézclelos con los pepinos.

En un recipiente aparte, mezcle 3 cucharadas de vinagre con una cucharada de vinagre blanco. Agregue sal y pimienta a gusto, y mezcle el aderezo con las verduras.

Ensalada de Tofu

Si es un amante del tofu, ¡esta es definitivamente la ensalada para usted! Está cargada con todos los nutrientes saludables que su cuerpo necesita, y encontrará que será un plato acompañante sorprendentemente abundante a pesar del hecho de que está hecho principalmente con verduras.

Ingredientes:

1 paquete de tofu firme
Salsa de chile dulce coreano
Raíz de jengibre
2 dientes de ajo
1 cucharada de salsa de soja
1 cucharada de aceite de sésamo
1 taza de guisantes mollares
2 zanahorias
1 cabeza de repollo rojo
1 taza de maní

Preparación:

Para comenzar, mezcle la salsa de chile con la salsa de soja y el aceite de sésamo en un tazón. Corte el ajo en dados hasta que esté muy fino y triture el jengibre. Agregue ambos aromáticos a la salsa y revuelva bien. Corte el tofu en cubos y agréguelo a la salsa. Coloque la mezcla en el refrigerador y deje marinar durante aproximadamente una hora.

Lleve a ebullición una cacerola de agua. Baje el fuego a medio y a continuación arroje los guisantes mollares en el agua. Déjelos reposar durante unos 3 minutos y luego sáquelos. Colóquelos en un recipiente con agua fría para que se enfríen durante unos minutos y escúrralos antes de dejarlos en reserva.

Corte la col muy finamente y use el rallador para rallar las zanahorias en tiras largas y delgadas. Pique el maní tanto como pueda.

Agregue las zanahorias en el tazón con el repollo, y agregue también los guisantes. Mezcle bien las verduras y luego agregue el aderezo con el tofu para completar el sabor. Adorne la ensalada con maní y sirva.

Revuelto de Tofu

Si los huevos revueltos por la mañana no son lo suyo, ¡puede que encuentre esta deliciosa mezcla de tofu como una mejor opción! Es el sueño de un vegetariano, y es una comida deliciosamente baja en grasas que se puede disfrutar en cualquier momento del día.

Ingredientes:

1 paquete de tofu de seda firme
Aceite de oliva
1 cebolla
4 dientes de ajo
1 pimiento verde, sin semillas y cortado en cubitos
2 papas
2 tomates verdes
Sal

Preparación:

Para comenzar, pele las papas y córtelas en trozos pequeños. Colóquelos en una cacerola sobre el fuego, junto con suficiente agua como para cubrir las papas. Cocine a fuego alto y hierva las papas, cocinándolas hasta que estén lo suficientemente suaves como para clavarlas con un tenedor, y luego retírelas del fuego.

En una sartén, coloque una cucharada de aceite de oliva. Corte el ajo en dados muy finos y agréguelo a la sartén. Una vez que el ajo se haya vuelto ligeramente dorado, agregue las papas. Cocine hasta que las papas estén bien tiernas y retírelas de la sartén.

Coloque la sartén nuevamente sobre el fuego, junto con dos cucharadas de aceite de oliva. Corte las cebollas en dados mientras el aceite se calienta y agréguelas a la sartén para cocinar. Una vez que la cebolla se haya vuelto tierna y ligeramente transparente, agregue el pimiento verde. Cocine hasta que el pimiento esté suave.

Corte los tomates verdes en dados y agréguelos a la sartén. Cocínelos hasta que comiencen a liberar sus jugos y agregue sal a gusto. Agregue las papas a la mezcla y cocine por unos minutos más.

Una vez que las papas estén cubiertas adecuadamente con los jugos de los tomates, agregue el tofu a la sartén. Tendrá que machacarlo con un machacador o un tenedor, ya que eso le hará mucho más fácil hacer el revuelto. Mezcle el tofu con el resto de los ingredientes, y deje que se cocine hasta que esté bien caliente. Sirva con bollos de salvado o tostadas de trigo integral.

Tofu al Horno

Este es un plato que nunca esperaría disfrutar, ¡pero es sorprendentemente sabroso! Incluso si no es un entusiasta del tofu, es muy probable que le encante el sabor de este plato. Puede que tome tiempo acostumbrarse, pero es una comida muy saludable.

Ingredientes:

1 paquete de tofu firme
Salsa de soja
Semillas de sésamo
Jengibre
Miel
1 taza de arroz integral
Agua

Preparación:

La noche antes de que coma este plato, triture el jengibre y agréguelo a un tazón con 3 cucharadas de salsa de soja. Retire el tofu del paquete y escúrralo bien antes de ponerlo en una bolsa de plástico sellable tipo Ziploc. Vierta la mezcla de salsa de soja en la bolsa y agítela para cubrir el tofu. Colóquelo en el refrigerador para marinar durante la noche. En la mañana, voltee el tofu para permitir que el otro lado se marine adecuadamente.

Coloque el arroz integral en una cacerola con 2 ½ tazas de agua y cubra el arroz con una tapa una vez que el agua haya comenzado a hervir. El arroz tardará unos 45 minutos en cocinarse por completo, y es posible que deba agregar un poco más de agua para asegurarse de que no se queme.

Mientras se cocina el arroz, tueste las semillas de sésamo en una sartén. Mantenga el fuego a fuego bajo y agregue aproximadamente ½ taza de semillas en la sartén una vez que ya esté caliente. Tomará al menos unos tres minutos tostar las semillas.

Una vez que las semillas se hayan tostado, deje que se enfríen en un plato y luego espolvoree las semillas frías sobre el tofu después que lo haya sacado de la bolsa de plástico. Precaliente el horno a aproximadamente 170° C y coloque el tofu en el horno. Una vez que se haya calentado correctamente, déjelo allí durante aproximadamente 8 minutos.

Verter la marinada restante sobre el tofu y servir el tofu horneado sobre una capa de arroz. Espolvorear con el resto de las semillas.

Tofu con Lima y Cilantro

Este es un plato clásico latinoamericano con un toque diferente por el agregado del tofu. Descubrirá que tiene todo el gran sabor que se espera de la comida mexicana y sudamericana. Es un plato intenso que le hará agua la boca de inmediato.

Ingredientes:

1 paquete de tofu extra firme
Cilantro
4 dientes de ajo
2 limas
Salsa de soja
Comino
Azúcar moreno natural
Pimienta de cayena
Aceite de oliva

Preparación:

Para comenzar, corte el cilantro fresco hasta que tenga aproximadamente un puñado o ¼ de taza. Corte el ajo en dados muy finos y póngalo en un tazón junto con el cilantro.

Agregue la ralladura de las limas al tazón con el ajo. Exprima el jugo de las limas y agréguelo también al tazón. Agregue una cucharadita y media de salsa de soja, una cucharadita de comino, media cucharadita de azúcar morena y media cucharadita de pimienta de cayena. Vierta aproximadamente una cucharada de aceite de oliva y mezcle bien todos los ingredientes.

Abra el paquete de tofu, escurra el líquido y agregue el cubo grande de tofu extra firme en una bolsa de plástico estilo Ziploc. Vierta la marinada en la bolsa y agite suavemente el tofu para cubrirlo con el líquido. Una vez que se haya cubierto adecuadamente, colóquelo en el refrigerador para marinar.

Puede dejarlo durante la noche si lo desea. También se puede consumir después de aproximadamente una hora.

Una vez que el marinado esté listo, retire el tofu de la bolsa, usando una cuchara ranurada para permitir que el líquido del tofu se escurra.

Caliente una sartén agregando una cucharada de aceite de oliva. Coloque el tofu marinado en la sartén y cocínelo hasta que se haya dorado por todos lados. Aplique la marinada cada vez que voltee el tofu, y eso asegurará que absorba todo el delicioso sabor. Tomará alrededor de 15 minutos para cocinarlo, y puede servir el tofu cocido sobre una capa de arroz integral.

Ensalada de Tofu y Berro

Esta deliciosa ensalada será el acompañamiento perfecto para una comida abundante, y le ayudará a mantenerse fiel a su dieta. Es un plato muy bajo en grasas y calorías, ¡pero está cargado con los nutrientes saludables que su cuerpo necesita!

Ingredientes:

Brotes de soja
1 paquete de tofu firme
2 latas de atún
2 tomates
1 manojo de berros
Rábano en escabeche
½ cebolla roja
4 dientes de ajo
Aceite de sésamo
Salsa de soja

Preparación:

Para comenzar, cubra el fondo de una fuente para ensalada con los brotes de soja seguido con una capa de tofu. Primero debe escurrir el tofu y cortarlo en trozos finos para colocarlo encima de los brotes de soja. Abra las latas de atún, escurra el líquido y coloque el atún encima del tofu.

Corte el berro en tiras y agregue una capa encima del atún. Corte los tomates en dados pequeños y úselos para hacer la siguiente capa de ensalada. La capa superior será el rábano en escabeche, y puede usar tanto como desee.

Pique la cebolla muy fina y colóquela en un tazón. Caliente una sartén y agregue una cucharada de aceite de sésamo. Corte en dados el ajo y agréguelo a la sartén para cocinar. Asegúrese de que el ajo se haya dorado correctamente y use una cuchara para sacar los trozos de ajo de la sartén. Agregue las cebollas a la sartén y cocínelas hasta que también estén doradas.

Agregue los trozos de ajo a la ensalada sobre el rábano y cubra la ensalada con el aceite de sésamo y las cebollas cocidas. Agregue media taza de salsa de soja a la ensalada y revuelva bien para mezclar todo. Sirva con galletas saladas o como un plato independiente.

Ensalada de Frutas

Esta deliciosa ensalada de frutas pondrá en marcha su cuerpo por la mañana, o será el postre perfecto para disfrutar después de una buena comida. Lo mejor de todo es que es 100% natural y saludable, ¡así que puede consumirla en cualquier momento y en cualquier lugar!

Ingredientes:

Fresas
1 manzana roja
1 manzana verde
Bayas (arándanos, frambuesas, etc.)
2 kiwis
½ piña
Uvas

Preparación:

Para comenzar, corte el tallo de la parte superior de las fresas. Corte las fresas por la mitad y póngalas en un tazón.

Corte la manzana roja por la mitad y use su cuchillo para quitar el corazón. Cortar las mitades en tercios y corte cada una de las rodajas resultantes en trozos pequeños. Repita el mismo procedimiento con la manzana verde.

Coloque las bayas en un colador y pase agua fría sobre ellas. Las frambuesas pueden dañarse si la presión del agua es demasiado fuerte, así que asegúrese de que el chorro de agua sea suave.

Saque el corazón de la piña y corte el resto en rodajas. Cada rodaja redonda se puede cortar en ocho trozos y agregar los trozos en el tazón con las fresas, las manzanas y las bayas.

Pele la fruta de kiwi con un cuchillo de cocina y corte los extremos de la fruta. Corte el kiwi en rodajas, y corte cada rebanada en cuartos antes de agréguelos al tazón.

Pase las uvas bajo agua fría y escúrralas bien. Córtelas por la mitad y agregue las mitades de las uvas en el tazón con el resto de las frutas.

Adorne con un poco de germen de trigo, una pizca de azúcar moreno natural ¡y disfrute!

Avena Saludable

Si desea comenzar el día con una comida que sea muy agradable y abundante, este es el desayuno para usted. Es rápido y fácil de hacer, y no tendrá problemas para comerlo mientras esté en la dieta antiinflamatoria.

Ingredientes:

1 taza de avena arrollada
3 tazas de agua
1 taza de leche de almendras
½ taza de nueces variadas
½ taza de pasas y arándanos
Coco rallado o en hojuelas
Canela
Vainilla
Miel

Preparación:

Para comenzar, ponga el agua en una cacerola con una pizca de sal y lleve a ebullición. Una vez que el agua haya comenzado a hervir, agregue la avena al agua. Cocinar por unos 15 minutos, o hasta que esté suave. (La avena arrollada se ablandará muy rápidamente, así que vigílela).

Una vez que la avena se haya cocinado adecuadamente, retírela del fuego. Agregue la leche a la avena y luego agregue los arándanos y las pasas, revolviéndolos.

Use un cuchillo para picar las nueces y agréguelas también a la avena. Agregue una cucharada de coco, 2 cucharaditas de extracto de vainilla y dos cucharadas de miel para endulzar y agregue también una pizca o dos de canela.

Regrese la cacerola con la avena al fuego y encienda el fuego a fuego bajo.

Deberá revolver la avena continuamente, mezclando la avena con la leche y los demás ingredientes. No deje que la avena se queme, sino solo déjela sobre el fuego el tiempo suficiente como para calentarla.

Sirva con una pizca de germen de trigo, semillas de sésamo y semillas de amaranto para que su avena sea saludable y abundante.

Desayuno de Cereales con Nueces y Plátanos

Esta es una comida que garantiza mantenerlo saludable, y encontrará que es uno de los desayunos más sabrosos que puede comer. Estará cargado de nutrientes y definitivamente lo disfrutará una vez que se acostumbre a su sabor único y variado.

Ingredientes:

Agua
1 taza de leche de almendras
Quinoa
1 plátano
Avena
Salvado de avena
Canela
Sal, para dar sabor
Nueces variadas
Azúcar moreno
Extracto de vainilla

Preparación:

Para comenzar, ponga una sartén sobre el fuego para calentar. Agregue una cucharada de quinoa a la sartén, junto con ½ taza de leche de almendras y unas cucharadas de agua. Una vez que la mezcla haya comenzado a hervir, baje el fuego a mínimo y cocine durante unos 5 minutos.

Pruebe con frecuencia para asegurarse de que la quinoa se esté ablandando. Una vez que la quinoa esté suave, agregue el plátano a la sartén. Use un tenedor para machacarlo y revuélvalo con la quinoa.

A medida que el plátano se cocina con la quinoa, agregue una cucharada de avena y una cucharada de salvado de avena. La mezcla debería espesarse muy rápidamente, y es señal de que los ingredientes se están cocinando correctamente. Deberá mantenerlo cocinando a fuego muy bajo durante aproximadamente 5 minutos más, revolviendo suavemente para asegurarse de que no se queme.

Una vez que la mezcla se haya espesado, agregue una cucharada de azúcar morena, una cucharadita de extracto de vainilla y una pizca de sal y una pizca de canela. Pique las nueces en trozos pequeños y agréguelos al cereal para darle el delicioso sabor a nuez que lo convierte en el desayuno perfecto.

Ensalada de Rúcula

Esta receta rinde un gran almuerzo ligero o va muy bien con la cena como guarnición. Rinde 4 porciones.

Ingredientes:

4 tazas de hojas de rúcula (tiernas, enjuagadas, secas)
1 aguacate (pelado, sin hueso, rebanado)
1 taza de tomates cherry, (en mitades)
1/4 taza de cebolla (roja dulce, picada)
1/4 taza de queso parmesano (rallado)
1/4 taza de piñones
2 cucharadas de aceite de oliva
1 cucharada de vinagre de arroz
Sal y pimienta

Preparación:

Ponga el aceite de oliva, el vinagre de arroz y las pizcas de sal y pimienta en una taza y mezcle con un batidor. En una ensaladera grande mezcle las hojas de rúcula, el aguacate, los tomates en mitades, las cebollas, el queso parmesano y los piñones. Rocíe con el aceite y el vinagre, y sirva de inmediato.

Pasta con Alcachofas y Pollo

Esta sabrosa comida de pasta con pollo combina bien con vegetales al vapor y una buena ensalada crujiente. También es un buen almuerzo. Rinde 6 porciones.

Ingredientes:

450 gr. de pasta (cruda, integral)
450 gr. de pechugas de pollo (sin hueso, sin piel, cortadas en trozos pequeños)
2 limones (gajos)
1 lata de corazones de alcachofa (400 g marinados, escurridos, picados)
1 tomate (picado)
1/2 taza de queso feta (desmenuzado)
1/2 taza de cebolla (picada)
3 cucharadas de perejil (fresco picado)
2 cucharadas de jugo de limón
1 cucharada de aceite de oliva
2 cucharaditas de orégano (seco)
1 cucharadita de ajo (picado)
Sal y pimienta
Agua

Preparación:

Cocine la pasta de acuerdo con las instrucciones del paquete.

Caliente una sartén a fuego medio alto agregando el aceite de oliva. Saltee la cebolla picada y el ajo picado por un par de minutos. Agregue las pechugas de pollo y cocine hasta que el pollo se ponga blanco, aproximadamente 5 minutos.

Baje el fuego a medio bajo y agregue la pasta cocida junto con las alcachofas, el tomate, el queso feta, la cebolla, el perejil, el jugo de limón, el orégano, el ajo y una pizca tanto de sal como de pimienta.

Revuelva hasta que la mezcla esté caliente, un par de minutos. Agregue rodajas de limón a las porciones en el plato para adornar.

Platija al Horno

Este plato es muy delicioso, lleno de verduras y condimentos, y se hace al horno. Rinde 4 porciones.

Ingredientes:

450 gr. de filetes de platija
24 aceitunas Kalamata (sin hueso, picadas)
12 hojas de albahaca (frescas picadas)
5 tomates roma
1/4 taza de cebolla (picada)
1/4 taza de jugo de uva blanca
4 cucharadas de alcaparras
3 cucharadas de queso parmesano (rallado)
2 cucharadas de aceite de oliva (virgen extra)
1 cucharadita de ajo (picado)
1 cucharadita de jugo de limón
Condimento italiano
Agua

Preparación:

Precaliente el horno a 220° C.

Ponga agua en una cacerola mediana y caliente a fuego alto hasta que hierva. Agregue los tomates, luego retire y coloque los tomates en un recipiente con agua helada. Escurra el agua y pele los tomates, córtelos y resérvelos a un lado.

Mientras tanto, vierta el aceite de oliva en una sartén y caliente a fuego medio. Agregue la cebolla picada y saltee.

Agregue el ajo picado junto con un par de pizcas de condimento italiano y revuelva. Agregue los tomates picados y pelados y cocine hasta que estén calientes.

Luego agregue 6 de las hojas frescas de albahaca picadas con el jugo de uva blanca, las alcaparras y el jugo de limón y revuelva.

Baje el fuego y agregue el queso parmesano y cocine por otros 15 minutos. Coloque los filetes de platija en una fuente poco profunda para hornear. Vierta la salsa por encima. Coloque las otras 6 hojas de albahaca restantes sobre la salsa. Hornee en el horno caliente por 12 minutos. Servir inmediatamente.

Hummus de Frijoles Negros

Nos encantan todas las recetas de hummus. Esta es diferente porque está hecha con frijoles negros en lugar de los habituales garbanzos. Disfrute con su elección de papas fritas o galletas saladas para acompañar. Rinde 8 porciones.

Ingredientes:

1 lata de frijoles negros (escurrir 425 gr. pero reservar 2 cucharadas del líquido)
10 aceitunas griegas
2 cucharadas de jugo de limón
1 1/2 cucharadas de tahini
3/4 cucharadita de comino molido
1/2 cucharadita de ajo
1/4 cucharadita de pimienta de cayena
1/4 cucharadita de pimentón
Sal y pimienta

Preparación:

Poner en una licuadora o procesador de alimentos y licuar hasta que queden suaves los siguientes ingredientes: los frijoles negros, el jugo de limón, el tahini, el comino, el ajo, la pimienta de cayena y una pizca tanto de sal como de pimienta.

Poner esta mezcla en una fuente de servir y colocar las 10 aceitunas griegas alrededor de la parte superior y espolvorear con el pimentón.

Salteado de Brócoli y Pasta

Este es un plato de acompañamiento rápido que es sabroso y va muy bien con pollo, carne vacuna o pescado. Rinde 6 porciones.

Ingredientes:

1 ½ cabezas de brócoli (floretes)
5 tazas de pasta en forma de conchas (cocidas, integrales)
1/4 taza de aceite de oliva
1 cucharada de queso parmesano (rallado)
3/4 cucharadita de ajo (picado)
1/2 cucharadita de hojuelas de pimiento rojo (triturado)
Sal y pimienta
Olla de agua hirviendo

Preparación:

Cocine el brócoli en una cacerola de agua hirviendo durante 5 minutos. Luego retirar, escurrir y reservar en un colador. Poner el aceite de oliva en una sartén grande y calentar a fuego medio.

Agregue el ajo picado y saltee durante un par de minutos. Agregue el brócoli y cocine por otros 10 minutos. Agregue la pasta cocida y luego el pimiento rojo triturado y algunas pizcas de sal y pimienta. Espolvorear con el queso antes de servir.

Sopa De Tomate Fría

Esta es una sopa muy saludable porque todos los ingredientes son crudos, con excepción de los frijoles blancos. Este también es un gran almuerzo ligero. Rinde 8 porciones.

Ingredientes:

5 cebolletas (picadas)
3 tomates (cortados en cubitos)
1 lata de jugo de tomate (1.300 gr.)
1 pepino inglés (cortado en cubitos)
2 ½ tazas de frijoles blancos (enlatados, escurridos, enjuagados)
1 taza de pimiento (verde, cortado en cubitos)
2/3 taza de apio (cortado en cubitos)
6 cucharadas de vinagre balsámico
2 cucharadas de aceite de oliva
1 cucharada de albahaca fresca (picada)
1 cucharada de perejil fresco (picado)
1/2 cucharada de orégano fresco (picado)
1 cucharadita de comino (molido)
1 cucharadita de ajo (picado)
Sal y pimienta

Preparación:

Esta receta es muy simple, solo mezcle todos los ingredientes con varias pizcas de sal y pimienta en un tazón grande.

Coloque en el refrigerador por varias horas antes de servir.

Hummus de Garbanzos

Este es un delicioso aperitivo o merienda, sabe muy bien con chips de pita. Rinde aproximadamente 2 ½ tazas.

Ingredientes:

1 lata de garbanzos (escurrir 425 gr., pero reservar la mitad del líquido)
4 cucharadas de jugo de limón
2 cucharadas de aceite de oliva
2 cucharadas de tahini
1 cucharadita de ajo (picado)
Sal y pimienta

Preparación:

Poner los garbanzos en una licuadora o procesador de alimentos. El jugo de limón, el tahini, el ajo y una pizca de sal y pimienta.

Licuar hasta obtener una consistencia suave e ideal para untar.

Luego pasar esta mezcla a una fuente para servir y vierta encima el aceite de oliva.

Pollo a la Italiana con Pimientos Cherry

Este es un delicioso plato principal que incluye pechugas de pollo, chorizo de pavo italiano, hierbas, corazones de alcachofa y pimientos de cereza. Rinde 6 porciones.

Ingredientes:

6 mitades de pechugas de pollo (sin hueso, sin piel)
225 gr. de chorizo de pavo italiano
18 pimientos cherry
1 lata de corazones de alcachofa (400 gr. escurridos, picados)
2 tazas de caldo de pollo
1 taza de pimientos pepperoncini (en rodajas, en líquido)
1/2 taza de aceitunas (Kalamata sin hueso)
1/2 taza de cebolla (en rodajas)
2 cucharadas de aceite de oliva
1 cucharada de albahaca (fresca picada)
1 cucharada de hierbas de Provenza
1 cucharada de mejorana (fresca picada)
1 cucharada de orégano (fresca picada)
2 cucharaditas de comino (molido)
2 cucharaditas de ajo (picado)
1/2 cucharadita de hojuelas de pimiento rojo (triturado)
Sal y pimienta

Preparación:

Precaliente el horno a 170° C.

Espolvorear sal y pimienta sobre las mitades de pechugas de pollo. Espolvorear con comino molido. Dejar en reserva.

Vierta el aceite de oliva en una olla grande de hierro fundido y calentar a fuego medio alto. Coloque las pechugas sazonadas en el aceite y caliente durante aproximadamente 5 minutos, hasta que estén doradas en la parte de abajo, dé vuelta y continúe cocinando durante otro minuto. Sacar las pechugas de pollo y reservar.

Agregue la cebolla a la olla y un par de pizcas de sal, y saltee durante cinco minutos. Baje el fuego a medio bajo y agregue las hierbas de Provenza, el ajo y las hojuelas de pimiento rojo. Vierta los pimientos de pepperoncini en su líquido y cocine revolviendo durante un par de minutos más.

Coloque las mitades de pechuga de pollo ligeramente cocidas encima de las cebollas y hierbas. Vierta el caldo de pollo sobre el pollo.

Rellene todos los pimientos cherry con la salchicha de pavo italiana. Agregue los pimientos rellenos junto con las alcachofas y las aceitunas a la olla. Suba el fuego a medio alto, tape y deje cocinar por 60 minutos más.

Antes de servir, espolvoree la parte superior con la albahaca, la mejorana y el orégano.

Paquetes de Pescado al Mediterráneo

Estos son deliciosos paquetes de halibut sazonado con cebolla, aceitunas, tomates y alcaparras. Rinde 4 porciones.

Ingredientes:

4 filetes de halibut
140 gr. aceitunas Kalamata, sin hueso
1 tomate (picado)
1/2 taza de cebolla (picada)
1/4 taza de alcaparras
2 cucharadas de condimento griego
1 cucharada de jugo de limón
Sal y pimienta

Preparación:

Precaliente el horno a 170° C.

Consiga 4 hojas de papel de aluminio resistente y coloque un filete de halibut en cada uno. Espolvoree con 1 cucharada de condimento griego.

En un tazón, mezclar las aceitunas, el tomate, la cebolla, las alcaparras, 1 cucharada de condimento griego, el jugo de limón y unas pizcas de sal y pimienta. Echar esta mezcla sobre los filetes de halibut. Selle los bordes de la lámina para crear paquetes. Hornee por unos 35 minutos.

Caballa Mediterránea

El pescado es altamente nutritivo y contiene ácidos grasos Omega 3, que trabajan para reducir la inflamación en el cuerpo. Rinde 6 porciones.

Ingredientes:

6 filetes de caballa
1/4 taza de aceite de oliva
Pimentón
Sal y pimienta
Rodajas de limón

Preparación:

Precaliente el asador. Lleve el estante superior al nivel más alto. Rocíe un molde para hornear con aceite en aerosol.

Primero, frote ambos lados de los 6 filetes de caballa con el aceite de oliva. Colóquelos sobre su piel en la bandeja para hornear. Espolvoree cada uno con pimentón, sal y pimienta. Coloque 2 o 3 rodajas de limón encima de cada caballa. Hornee por unos 6 minutos debajo del asador y luego sirva de inmediato.

Papas al Horno al Estilo Mediterráneo

El aceite de oliva y el limón convierten a las papas en una guarnición muy nutritiva. Esta receta rinde 4 porciones.

Ingredientes:

6 papas grandes (trozos en cuartos, pelados)
1 ½ tazas de caldo de pollo
1/3 taza de aceite de oliva
1/4 taza de jugo de limón
1 cucharadita de ajo (picado)
1 cucharadita de romero (seco)
1 cucharadita de tomillo (seco)
Sal y pimienta

Preparación:

Precaliente el horno a 170° C.

Poner el caldo, el aceite de oliva, el jugo de limón, el ajo, el romero, el tomillo y unas pizcas de sal y pimienta en un recipiente y mezclar con un batidor.

Coloque las papas en una fuente para hornear con capacidad de unos 2 litros. Vierta el líquido por encima. Cubra con papel de aluminio y deje hornear durante 2 horas, revolviendo después una hora.

Omelet de Champiñones

Esta receta proporciona un delicioso desayuno lleno de nutrientes de los sabrosos champiñones. También es ideal como una comida a cualquier hora del día. Rinde 4 porciones.

Ingredientes:

8 huevos
4 champiñones (en rodajas)
1 taza de queso mozzarella (rallado)
1 taza de cebolla (picada)
1 ¼ cucharada de aceite de oliva
1 ¼ cucharada de pesto
1 ¼ cucharada de agua
Sal y pimienta

Preparación:

Calentar el aceite de oliva en una sartén a fuego medio. Agregue los champiñones y la cebolla y cocine durante unos 4 minutos. Divida la mezcla de champiñones y cebolla en cuatro.

En un tazón, bata los huevos y luego agregue el agua. Agregue unas pizcas de sal y pimienta. Vierta 1/4 parte de los huevos en la sartén caliente con 1/4 parte de los champiñones y las cebollas.

Deje que los huevos se pongan firmes, y recién entonces voltéelos, espolvoree 1/4 parte del queso y del pesto sobre la parte superior y doble suavemente el huevo para hacer una tortilla. Repita 3 veces más hasta que todas las porciones estén cocidas.

Espárragos al Horno

Este es un delicioso plato de espárragos con un toque diferente, pues añadimos jamón de pavo y un huevo frito. Rinde 4 porciones.

Ingredientes:

4 huevos
1 manojo de espárragos (recortados)
1/4 taza de jamón de pavo (picado)
2 cucharadas de aceite de oliva
1 cucharada de jugo de limón
1 cucharada de ralladura de limón
1 cucharadita de vinagre (blanco destilado)
Sal y pimienta
Agua

Preparación:

Precaliente el horno a 220° C. Ponga los espárragos en una sola capa en una fuente para horno. Arroje encima de los espárragos una cucharada de aceite de oliva y resérvelos.

Vierta la cucharada restante de aceite de oliva en una sartén y caliente a fuego medio bajo. Agregue el jamón de pavo picado y caliente durante unos 3 minutos. Extienda el jamón de pavo cocido sobre los espárragos. Espolvorear un poco de sal y pimienta sobre el jamón y las verduras. Hornee en el horno caliente durante 10 minutos, voltee los espárragos y mezcle el jamón, y cocine por otros 5 minutos.

Mientras tanto, ponga unos 5 centímetros de agua en una cacerola grande y póngala a fuego alto. Cuando el agua hierva, vierta el vinagre y una pizca de sal y baje el fuego a medio bajo.

Rompa 1 huevo y colóquelo en una taza pequeña, luego viértalo en el agua, y haga esto con cada huevo, por separado (dele al huevo un segundo para que fragüe antes de agregar el siguiente).

Deje en el agua durante 5 minutos y luego retire con cuidado el huevo sin romperlo. Coloque los huevos juntos en un plato cerca del calor del fuego.

Espolvoree el jugo de limón y la ralladura de limón sobre los espárragos. Agregue unas pizcas de pimienta en la parte superior. Divida los espárragos y el jamón de pavo entre 4 platos. Coloque un huevo sobre los espárragos en cada plato. Servir inmediatamente.

Ensalada de Tomate Simple

Esta ensalada proviene de la cocina mediterránea y es muy sabrosa y nutritiva. Rinde 6 porciones.

Ingredientes:

4 tomates (grandes, rojos, en rodajas gruesas)
2 tazas de queso mozzarella (tantas rebanadas como rodajas de tomate)
3 cucharadas de aceite de oliva (virgen extra)
Hojas de albahaca (una hoja entera por cada rodaja de tomate)
Sal y pimienta

Preparación:

Acomode las rodajas de tomate divididas en partes iguales en 6 platos para ensalada (o todos en una fuente grande).

Coloque una rodaja de queso mozzarella encima de cada rodaja de tomate. Coloque una hoja de albahaca fresca sobre cada rebanada de queso mozzarella.

Rocíe por encima con el aceite de oliva virgen y sazone con pizcas de pimienta y sal.

Pollo y Arroz al Estilo Español

Esta receta incluye pollo y delicioso arroz cocinado al verdadero estilo mediterráneo. Rinde 6 porciones.

Ingredientes:

6 mitades de pechuga de pollo (sin hueso, sin piel)
1/2 lata de piñas (560 gr. en trozos, jugo escurrido pero reservado)
1/2 lata de tomates (410 gr. guisadas)
1 1/8 tazas de aceitunas negras
1/2 taza de pimiento (rojo, en rodajas finas)
1/3 taza de salsa
1/4 taza de cebolla (picada)
1 cucharada de fécula de maíz
1 cucharada de aceite de oliva
1 cucharada de agua
1/2 cucharadita de canela (molida)
1/2 cucharadita de comino (molida)
3/4 cucharadita de ajo (picado)
Sal y pimienta

Preparación:

Ponga las piñas trituradas escurridas en un tazón y espolvoree con sal. Ponga el aceite de oliva en una sartén grande y cocine la pechuga de pollo.

Espolvoree con la canela y el comino sobre el pollo. Agregue la cebolla y el ajo, y saltee. Agregue el jugo de piña reservado junto con los tomates, la salsa y las aceitunas negras y revuelva. Tape la sartén y baje el fuego, y luego cocine por 25 minutos.

En una taza pequeña mezcle la fécula de maíz con la cucharada de agua, vierta en la sartén y revuelva. Agregue el pimiento rojo y la piña triturada con sal. Espolvoree con sal y pimienta y caliente la piña y el pimiento.

Tapas Españolas

Este es un plato delicioso, con mitades de aguacate rellenas de atún delicioso, y la cantidad justa de condimentos. Rinde 4 porciones.

Ingredientes:

3 cebolletas (en rodajas finas)
2 aguacates (maduros, cortado por la mitad, sin hueso)
1 lata de atún (340 gr. enlatado en agua, escurrido)
1/4 taza de pimiento (rojo, picado)
1 cucharada de mayonesa
Vinagre balsámico
Sal y pimienta

Preparación:

Mezclar las cebolletas, el atún, el pimiento rojo, la mayonesa, una pizca de vinagre balsámico y un par de pizcas de sal y pimienta en un tazón.

Divida igualmente el atún en cada mitad de aguacate.

Servir inmediatamente.

Hummus Picante

Si a veces quiere que su hummus tenga un sabor algo más fuerte, pruebe esta receta condimentada con pimientos rojos asados. Rinde 8 porciones.

Ingredientes:

1 lata de garbanzos (425 gr. escurridos)
115 gr. de pimientos rojos asados
3 cucharadas de jugo de limón
1 cucharada de perejil (fresco picado)
1 ½ cucharadas de tahini
1/2 cucharadita de pimienta de cayena
1/2 cucharadita de comino (molido)
1/2 cucharadita de ajo (picado)
Sal y pimienta

Preparación:

Poner todos los ingredientes menos el perejil en una licuadora o procesador de alimentos. Agregue una pizca de sal y pimienta, y mézclelos hasta que quede una consistencia suave.

Arroje esta mezcla a un plato para servir y espolvoree con el perejil fresco en la parte superior.

Ensalada de Tomate y Cuscús

Esta es una deliciosa ensalada llena de deliciosas verduras y hierbas frescas junto con cuscús. Rinde 6 porciones.

Ingredientes:

2 tomates redondos grandes (en cuartos)

8 tomates cherry (en cuartos)

1/2 pepino inglés (cortado en cubitos)

1 taza de caldo de verduras

1/2 taza de cuscús

1/2 taza de queso feta (desmenuzado)

1/4 taza de albahaca (hojas frescas, envasadas)

1/4 taza de aceitunas (verde sin hueso)

1/4 taza de aceite de oliva (virgen extra + 1 cucharada)

1/8 taza de cebolla (en rodajas finas)

1/8 taza de perejil (hojas frescas y planas)

1/8 taza de vinagre (balsámico blanco)

1 cucharada de jugo de limón

1/2 cucharada de orégano (fresco picado)

1/2 cucharada de tomillo (fresco picado)

1/4 cucharadita de ajo (picado)

Preparación:

Vierta el caldo de verduras en una cacerola y caliente a fuego medio. Coloque una sartén a fuego medio y agregue la cucharada de aceite de oliva.

Agregue el cuscús y cocine por 10 minutos, revolviendo con frecuencia, para dorar. Agregue el cuscús tostado al caldo de verduras caliente y baje el fuego. Tapar y cocinar a fuego lento hasta que el líquido se absorba por otros 15 minutos.

Vierta el cuscús y el caldo en un tazón grande, revolviendo con un tenedor. Ponga a un lado para enfriar.

Poner en una licuadora o procesador de alimentos los siguientes ingredientes: la albahaca, las aceitunas el perejil, el orégano, el tomillo y el ajo. Mezclar hasta que esté todo picado.

Agregue las hierbas al cuscús, revolviendo para mezclar. Agregue los tomates redondos, los tomates cherry, el pepino, el queso feta y las cebollas, y mezclar.

En un tazón pequeño mezclar el aceite de oliva, el vinagre y el jugo de limón con un batidor.

Rocíe sobre la ensalada de cuscús y tomate, y revuelva para que todo quede cubierto. Servir inmediatamente.

Sopa de Alubias Blancas

Esta es una comida abundante, hace un gran almuerzo o una buena cena. Rinde 4 porciones.

Ingredientes:

2 latas de frijoles blancos (450 gr- escurridos, enjuagados)
1 manojo de espinacas (enjuagadas, picadas finas)
2 tazas de agua
1 1/2 tazas de caldo de pollo
1/2 taza de apio (picado)
1/2 taza de cebolla (picada)
1 cucharada de jugo de limón
1 cucharada de aceite de oliva
1/2 cucharadita de ajo (picado)
1/8 cucharadita de tomillo (seco)
Sal y pimienta
Queso parmesano (rallado)

Preparación:

Vierta el aceite de oliva en una cacerola grande y caliente a fuego medio alto.

Saltee el apio y la cebolla durante aproximadamente 6 minutos. Agregue el ajo. Agregue los frijoles blancos, el agua, el caldo de pollo, el tomillo y unas pizcas de sal y pimienta.

Reserve 2 tazas de frijoles y verduras colados, ponga el resto en un procesador de alimentos o licuadora, y mezcle hasta que esté cremoso. Agregue nuevamente a la cacerola con los frijoles y vegetales reservados.

Encienda el fuego a alto y hierva, revolviendo con frecuencia. Agregue las espinacas y hierva por otro minuto. Apague el fuego y agregue el jugo de limón. Sirva en tazones y adorne con queso parmesano.

Palabras Finales

No quiero despedirme sin dejarle algunos consejos útiles que he incorporado a través de los años. Una vez que tenga organizado su menú saludable, asegúrese de incorporar estos otros buenos hábitos a su estilo de vida antiinflamatorio:

Suplementos: Ciertos suplementos pueden reducir la inflamación, incluidos el aceite de pescado y la cúrcuma.

Ejercicio diario: la actividad física realmente puede disminuir los marcadores inflamatorios y su riesgo de enfermedad crónica.

Dormir bien: dormir lo suficiente es extremadamente importante. Los investigadores han descubierto que una mala noche de sueño aumenta la inflamación.

Una dieta antiinflamatoria junto con ejercicio regular y unas buenas horas de sueño, pueden proporcionar muchos beneficios, tales como:

- Mejora de los síntomas de artritis, síndrome inflamatorio intestinal, lupus y otros trastornos autoinmunes.
- Disminución del riesgo de obesidad, enfermedades cardíacas, diabetes, depresión, cáncer y otras enfermedades.
- Reducción de los marcadores inflamatorios en la sangre.
- Mejores niveles de azúcar en la sangre, colesterol y triglicéridos.
- Mejora en la energía y el estado de ánimo.

Seguir una dieta antiinflamatoria y llegar a adoptarla como un estilo de vida pueden verdaderamente mejorar los marcadores de inflamación y reducir el riesgo de muchas enfermedades.

Si bien algunas de estas recetas se pueden encontrar en línea, muchas de ellas son nuestra propia creación original. Hemos realizado algunos ajustes en las diversas recetas para que solo obtenga nuestro sabor único en las recetas, pero encontrará que hay muchas similares.

Lo importante es que pueda disfrutar cocinar y comer alimentos que no afecten negativamente a su salud.

Recuerde que la inflamación crónica no es saludable y puede provocar enfermedades mucho más graves. En muchos casos, su dieta y estilo de vida estimulan la inflamación o la empeoran.

Por eso es que debe intentar elegir alimentos antiinflamatorios para una salud y bienestar óptimos, reduciendo su riesgo de enfermedad y mejorando su calidad de vida.

Espero que este libro le haya ayudado a conseguir el objetivo de evitar esas molestas inflamaciones.

Recuerde algo: Lo que sea que emprenda, al principio será duro e incómodo, y tiene que empezar con el firme propósito de querer lograrlo. No hay fórmulas, se trata de pasión, honestidad y trabajo duro.

Será incomodo al principio, pero una vez que empiece ya hay menos camino hacia su meta principal: vivir sin inflamación y con mejor salud.

¡Usted puede lograrlo!

Estimado Lector

Nos interesan mucho tus comentarios y opiniones sobre esta obra.

Por favor ayúdanos comentando sobre este libro. Puedes hacerlo dejando una reseña en la tienda donde lo has adquirido.

Puedes también escribirnos por correo electrónico a la dirección: info@editorialimagen.com

Si deseas más libros como éste puedes visitar el sitio de **Editorialimagen.com** para ver los nuevos títulos disponibles y aprovechar los descuentos y precios especiales que publicamos cada semana.

Allí mismo puedes contactarnos directamente si tienes dudas, preguntas o cualquier sugerencia.

¡Esperamos saber de ti!

Más Libros de Interés

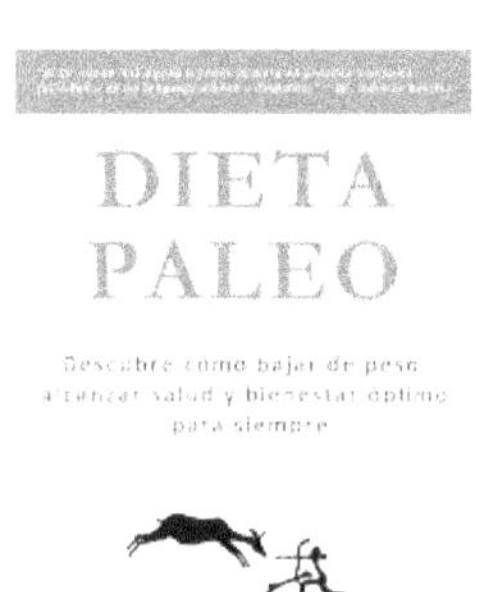

Dieta Paleo – Descubre cómo bajar de peso, alcanzar salud y bienestar óptimo para siempre

Contiene un plan de acción personalizado, con ejemplos de dietas Paleo proporcionadas por profesionales y varias recetas fáciles y sabrosas para practicar este saludable modo de vida.

Al finalizar encontrará un libro que puede descargar directamente a su equipo, el cual contiene más de 50 recetas caseras que se adaptan a esta dieta.

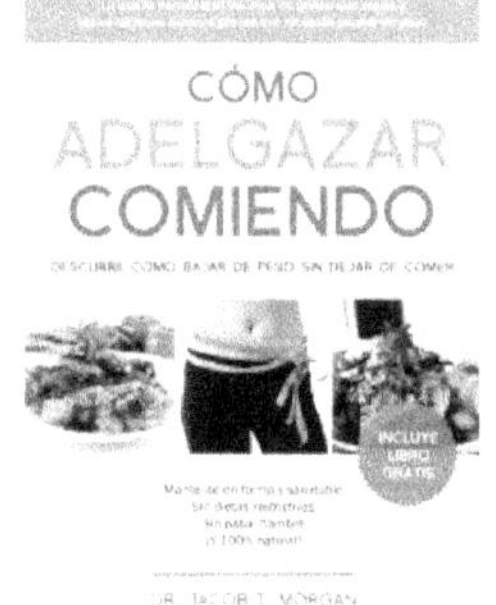

Cómo Adelgazar Comiendo – Descubre cómo perder peso sin dejar de comer

Descubre los secretos detrás de la forma real y efectiva para perder peso.

En este libro encontrarás varias estrategias que te ayudarán a deshacerte de esos kilos de más, para siempre, y sin pasar ni un solo día de hambre.

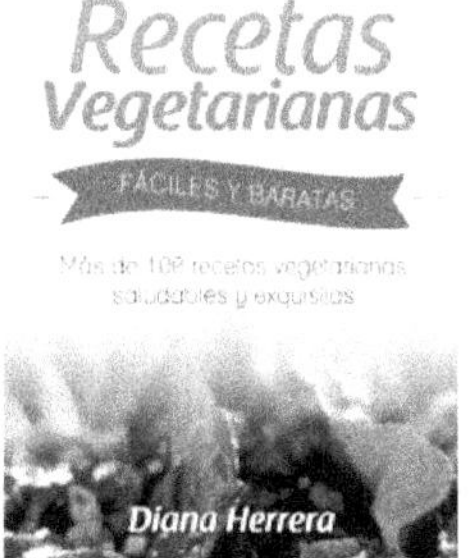

Recetas Vegetarianas Fáciles y Baratas – Más de 100 recetas vegetarianas saludables y exquisitas para toda ocasión.

Un recetario que contiene una selección de recetas vegetarianas saludables y fáciles de preparar en poco tiempo.

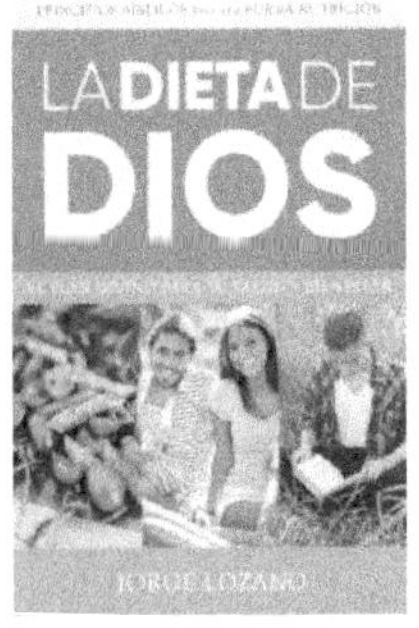

La Dieta de Dios – El plan divino para tu salud y bienestar

Rompamos la miserable barrera nutricional y empecemos a disfrutar de la buena salud y el bienestar que Dios quiere que tengamos.

Principios bíblicos para una buena nutrición y fundamentos para edificar un cuerpo fuerte y sano para disfrutar de la vida.

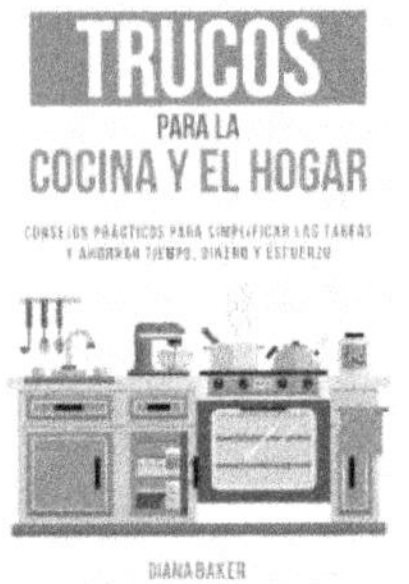

Trucos para la Cocina y el Hogar – Consejos prácticos para simplificar las tareas y ahorrar tiempo, dinero y esfuerzo.

Más de 650 trucos o pequeñas ayudas pero con largo alcance. Consejos referentes a los alimentos, limpieza, jardín, el coche y mascotas.

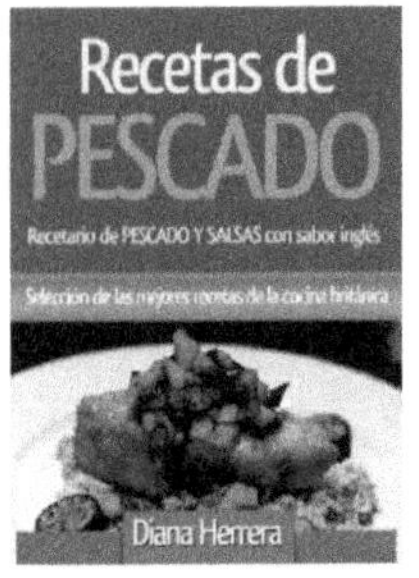

Recetas de Pescado y Salsas con sabor inglés

Recetas populares y a la vez muy fáciles, de la cocina británica.

El recetario presenta diferentes maneras de cocinar el pescado, como así también tartas de pescado y salsas para acompañar el pescado.

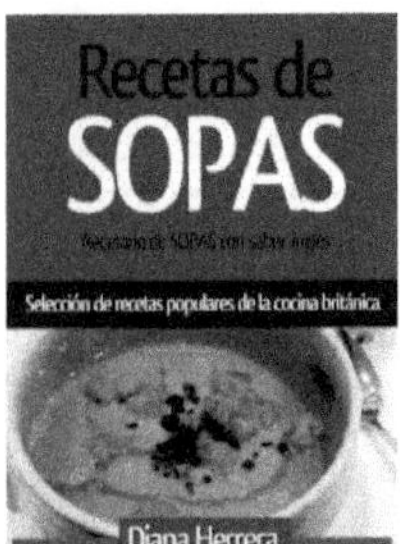

Recetas de Sopas con sabor inglés

La sopa es un plato saturado de proteínas y nutrientes, es muy fácil de elaborar y además, apetece a cualquier hora del día.

En la dieta inglesa la sopa es muy importante. Este recetario ofrece una variedad de recetas populares y deliciosas de la cocina británica.

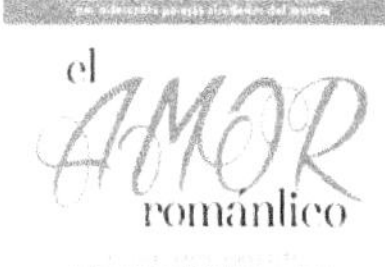

El amor romántico – Cómo Mantener Encendida la Llama del Amor en Todas sus Etapas.

¿Qué podemos hacer para mantener vivo el romance? Con tantos matrimonios que terminan en divorcio, ¿cómo logramos ser diferentes? ¿Cómo tenemos una relación satisfactoria que dure toda la vida.